$T_e \, {}^{34}_{131}$

NOUVELLE INSTRUCTION

SUR

LES DIVERSES PRÉCAUTIONS

À PRENDRE

Pour se préserver de la Maladie Régnante

OU

du Choléra Morbus;

OUVRAGE MIS A LA PORTÉE DE TOUT LE MONDE.

Par J. F. Beullac,

D. M. P.

Prenez et lisez.

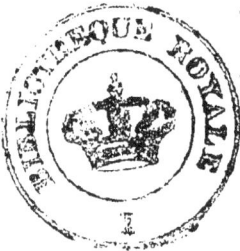

PRIX : 50 cent.

MARSEILLE.

Se vend chez TERRASSON FILS, rue Vacon, n° 60,
et chez les principaux libraires.

Imp. de Réquier.

AVERTISSEMENT.

- En publiant cet opuscule, mon but est d'être utile
à la masse du peuple. Je l'ai fait au plus bas prix
possible, pour l'éclairer sur ses erreurs et cela après
avoir attendu, sans me plaindre, l'occasion la plus fa-
vorable ; celle, où il commence à voir par ses propres
yeux, que la *maladie régnante* existe et qu'elle ne vient
pas de la faute des médecins ; mais, bien d'une *cause*
invisible qu'on est forcé d'attribuer à une *volonté su-*
prême ; puisque les gens de l'art, malgré les progrès
des lumières, ne sont par encore d'accord sur sa véritable nature et sur un seul mode de traitement.

Marseille, 25 *février* 1835.

PRÉFACE.

❀

Pensez-y bien !

« Cet ouvrage devrait être très-court; mais il faudrait un long travail et un grand talent pour l'exécuter. Rien ne demande tant de génie qu'un ouvrage où il faut mettre à la portée de ceux qui n'en ont point, les premières vérités; pour y réussir, il faut atteindre à tout, et embrasser les deux extrêmités du genre humain ; il faut se faire entendre par les ignorans , et réprimer la critique téméraire des hommes qui abusent de leur esprit contre la vérité; je ne saurais vous donner ici qu'une idée très vague et très défectueuse de ce projet : mais ce que je vous en proposerai à la hâte et en secret, est sans conséquence ; vous concevrez beaucoup plus que je ne puis vous dire en très peu de lignes. Voici plutôt une simple table de matières, qu'une explication des preuves, (*extrait d'une des lettres de Fénélon sur l'existence de Dieu.*) »

Pénétré du véritable sens que réprésentent ces phrases extraites d'une des lettres de l'archevêque de Cambrai, j'ai cru devoir me rendre utile à mes compatriotes en publiant cette Instruction, dans un moment où la *Maladie Régnante* ou autrement dit: *Choléra-Morbus* semble vouloir exercer ses ravages dans notre ville et se propager le long de nos côtes maritimes. Sans doute que, grâces à nos sages institutions sanitaires , nous n'aurons pas occasion de voir cette maladie ravager notre pays ; mais ce n'est pas là une raison pour négliger de l'étudier; un instant de négligence suffit pour la laisser pénétrer; moins nous croyons devoir la craindre, plus nous devons nous en occuper; afin que, dans quelque moment d'imprévoyance, elle ne nous trouve pas au dépourvu.

Ce n'est pas qu'il existe des ouvrages sans nombre écrits sur cette maladie, mais tous ne s'adressent qu'aux médecins expérimentés, surtout à ceux qui, placés dans le foyer de la contagion, ont ajouté leur expérience personnelle à leurs connaissances antérieurement acquises. On n'y rencontre que des descriptions scientifiques, intelligibles à la classe la plus nombreuse de la société, celle qui est tout-à-fait étrangère aux principes de l'art. Quels avantages peut-elle en retirer? Lorsque ce triste fléau plane sur une ville, sur une province, et que les médecins étonnés, stupéfaits, sont incertains sur sa nature et indécis sur les moyens à prendre pour la détruire, qu'importent à l'homme qui se meurt, à sa famille éplorée, à ses concitoyens en deuil, les distinctions des mots, les disputes scientifiques: cette considération seule m'a engagé à faire paraître le manuel que j'offre au public. J'ai évité de me servir des termes de médecine, souvent plus difficiles à comprendre, pour les personnes étrangères à cette science, que le fond de la matière. Désirant le mettre à la portée de tout le monde, j'ai omis à dessein tout ce qui est relatif aux *théories;* j'ai voulu qu'il fût regardé comme un recueil contenant seulement les préceptes de nos meilleurs médecins, d'après lesquels il faut se conduire pour se garantir des influences épidémiques et contagieuses.

On pourra m'accuser d'avoir été minutieux dans l'exposition de certains détails, et d'avoir répété des mots qui pouvaient être omis ; mais comme ce manuel ne s'adresse qu'aux personnes qui ne possèdent aucune connaissance en médécine, j'ai cru pu'il était de leur intérêt de ne rien négliger pour leur indiquer avec un peu plus de détail tout ce qui concerne les moyens préservatifs pour éviter une maladie aussi grave.

Depuis le 6 avril 1832, il existait bien à Marseille une *Instruction Populaire*, publiée par M. Max. Consolat, président de la Commission Sanitaire, séante à la Commune; aussi, est-ce en vertu de ce motif que j'ai donné à celle-ci le titre de *Nouvelle* et cela sous tous les rapports.

En effet, depuis le 6 avril 1832, nous sommes beaucoup plus éclairés sur la nature du traitement à suivre dans la maladie dont il s'agit, autant pour les moyens *préservatifs* que pour les *curatifs*. Cependant si quelques idées émises par la Commission Sanitaire, peuvent me servir dans cette nouvelle circonstance, j'en userai sans réserve et toujours dans le but de rendre pleinement service à mes compatriotes.

Heureux si, par mes recherches, je suis parvenu à rendre ce manuel utile!

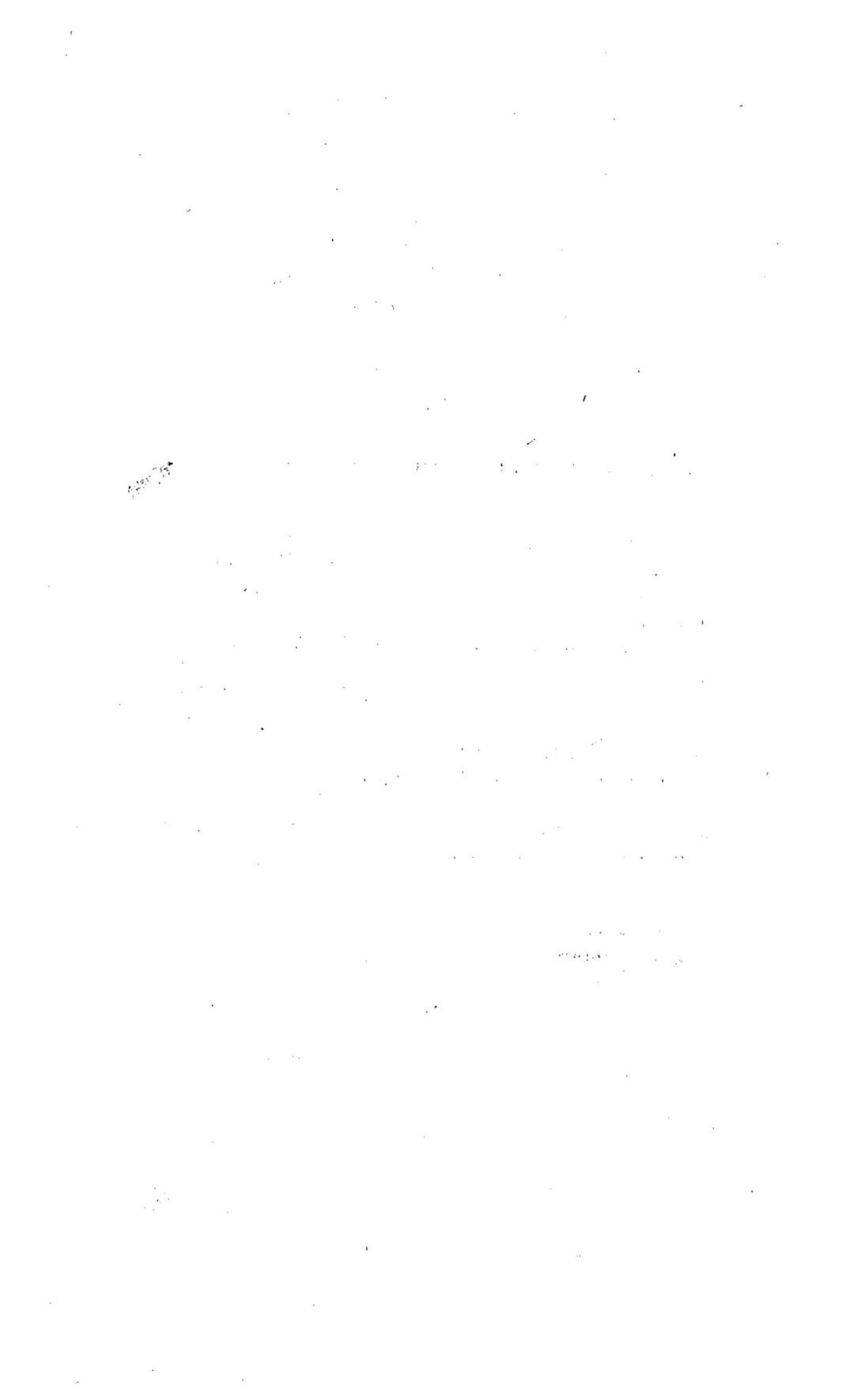

NOUVELLE INSTRUCTION

Sur les diverses précautions a prendre pour se preserver de la MALADIE RÉGNANTE, ou autrement dit : CHOLÉRA-MORBUS.

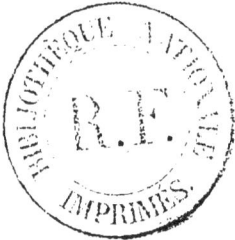

« S'il est glorieux pour le médecin de guérir toutes les maladies, il doit l'être d'avantage de les éloigner. »

BAG. LIV. TRAD., LIV. 1 v. 1.

Considérations Générales.

La partie de la médecine qui a pour objet de fixer les règles, de suggérer les moyens les plus propres à conserver la santé, et à prévenir les maladies, est connue sous le nom D'HYGIÈNE. «C'EST LA SEULE PARTIE DE LA MÉDECINE: » a dit JEAN JACQUES ROUSSEAU dans son ÉMILE.

C'est un malheur attaché à la nature de l'HOMME, que les choses mêmes qui sont les plus essentielles à l'instruction de sa vie à la conservation de sa santé, deviennent, par l'usage immodéré qu'il en fait ou par ses qualités nuisibles qu'elles prennent, les causes les plus familières des maux nombreux qui assiégent son existence, et qui trop souvent en précipitent la fin.

L'AIR, que nous respirons devient funeste par ses intempéries qui nous affectent ; par ses émanations miasmatiques dont il est le réceptacle ; et par certains changements de nature qu'il éprouve.

Les ALIMENS et les BOISSONS, qui nous nourrissent et nous délectent, se transforment, en quelque sorte, en poison lorsque nous en usons avec INTEMPÉRANCE, ou que nous les employons de MAUVAISE QUALITÉ.

L'EXERCICE ou le REPOS, qui, par une succession réglée et alternative bien entendu, accroissent ou maintiennent la vigueur du corps, détruisent ou enrayent nos forces lorsqu'on les exige l'un ou l'autre.

Enfin, les AFFECTIONS DE L'AME, qui, retenues dans de certaines bornes, non seulement font le bonheur de la vie, mais en-

core contribuent à notre bien-être en facilitent le libre exercice
des fonctions de nos organes, nous exposent, si elles sont trop
exaltées, à des effets pernicieux, et deviennent autant de cau-
res fécondes de maladies.

L'influence de toutes les causes générales ou particulières,
qui contribuent à conserver la santé, et qui peuvent tendre à la
détruire, varie nécessairement suivant leur intensité d'action;
là continuité ou la répétition plus ou moins fréquente de leurs
effets, l'étendue des écarts qui surviennent dans leurs qualités
salutaires; enfin, suivant les dispositions particulières des individus, ou leur aptitude à en recevoir les impressions, les résul-
tats de l'action de ces causes doivent donc se modifier suivant
l'état que chacun exerce dans la société; car à cet état se rat-
tachent leurs habitudes, leurs devoirs, leurs travaux, leurs excès mêmes, qui décident de la nature et de la quantité des
alimens ou des boissons dont ils font usage, ainsi que de la durée, de la répétition ou de la forme des exercices qu'ils exécu-
tent, des vêtemens dont ils se couvrent, des habitations qui les
abritent, des passions dont ils sont plus familièrement agités,
des écarts auxquels ils sont plus naturellement enclins, enfin de
la manière dont ils éprouvent les inclémences de l'air, les intempéries des saisons, et l'impression de tant d'émanations particulières qui se répandent si fréquemment dans l'atmosphère.

L'expérience a tellement éprouvé la justesse de ce principe,
qu'il suffit d'examiner, dans chaque état, la manière dont
toutes ces causes agissent sur les individus qui l'exercent pour
prévoir les maladies auxquelles ils doivent être plus naturellement sujets. Telle est la matière de l'excellent TRAITÉ DE MÉ-
DECINE dans lequel le célèbre RAMAZZINI passe en revue les maladies auxquelles les diverses professsions sont plus éminem-
ment exposées.

Je diviserai cet ouvrage en trois parties : savoir : 1° Celle qui
traitera des causes de la MALADIE RÉGNANTE ou autrement dit
du CHOLÉRA-MORBUS. 2° Celle dans laquelle je ferai connaître
tous les moyens dont on doit se servir pour s'en préserver. 3°
Dans la troisième partie, il sera question des premiers secours
à administrer au MALADE avant l'arrivée du MÉDECIN.

Enfin, je terminerai par une CONCLUSION DIDACTIQUE sur l'en
semble de mon travail.

Première Partie.

—

DES CAUSES.

D'après la lecture du Rapport de M. le docteur Girard fait à la Société Royale de médecine de Marseille, sur la MALADIE RÉGNANTE, au nom d'une commission spéciale ; (*) je pense avec cet estimable collègue que « cette maladie s'est développée spon-
»tanément à Marseille, par le fait de causes inconnues, qui
»pourraient cependant peut-être être recherchées avec succès par
»mi les agens de la nature. » (Voilà du travail pour nos chimistes, si toutefois nous sommes assez heureux d'en rencontrer quelques uns dans notre ville, qui aient assez de force d'ame pour se livrer à ces sortes d'expériences, et cependant nous sommes au plus fort de la civilisation, suivant le dire de nos réformateurs !.....!!.....!!!) etc., etc.

Puisque la cause première qui donne lieu au CHOLÉRA-MORBUS, ne peut-être démontrée à nos yeux, d'une manière positive, et que selon l'opinion de la majorité du genre humain, il n'y a que DIEU qui puisse nous la révéler, etc. ; nous continuerons d'énumérer d'autres causes qui sont accessibles aux sens et dont la connaissance pourra nous éclairer en cas de TRAITEMENT PRÉSERVATIF.

Parmi ces causes le REFROIDISSEMENT est regardé comme la cause la plus propre à favoriser le développement de la MALADIE RÉGNANTE, l'usage d'alimens de mauvaise qualité; la maladie du pays, et par dessus tout, la TERREUR. On a toujours observé que les personnes pusillanimes sont les premières atteintes. Voici une anecdote dont j'ai été témoin, et qui vient à l'appui de ce que j'avance. Un jeune homme âgé d'environ vingt-six ans, et

(*) Composée de MM. les docteurs CAUVIÈRE, GUIAUD, Th. BEULLAC et ROUSSET.

Pour copie conforme,
certifié : le secrétaire adjoint,
M. CHARGÉ.

J. P. BEULLAC père, Président,
Docteur en médecine de la Faculté de Montpellier.

qui voyageait pour faire des recherches statistiques, est invité à déjeuner chez un de ses amis ; il fait un repas copieux : (EN DÉCEMBRE DERNIER ;) immédiatement après, on va se promener dan le jardin: le soleil était fort ardent quoiqu'en hiver. Ce jeune homme y passe une heure ; tout-à-coup son teint devient bleu, sa respiration laborieuse, un refroidissement s'empare de tout son corps ; (NOTEZ qu'on s'était beaucoup entretenu à déjeuner de la mort subite et extraordinaire de M. OLIVIER , juge au tribunal civil et du doute qu'il y avait dans le public sur la nature de la maladie à laquelle il avait succombé, et cela à la suite d'un joli repas à Arenc , et après avoir passé la soirée chez son médecin le docteur Robert , etc.) : il éprouve une cephalalgie violente ; soudain il se crut saisi du CHOLÉRA ; les convives partagent son opinion : il est frappé de son danger et tombe dans une profonde tristesse ; on le place dans un lit, le médecin appelé en premier lieu a recours à la MÉTHODE RÉVULSIVE , et le fait frotter à l'exemple du docteur Fabre de Paris , d'une pommade ANTI-CHOLÉRIQUE dont nous avons obtenu la formule , pour ne pas être en contravention avec les articles de la loi du 21 germinal an II. Cette pommade préparée avee succès par M. Trémolière, pharmacien , rue d'Aix , nº 13 , et composée de manière à produire un effet actif , resta sans effet. Trois heures s'étaient écoulées ; il n'éprouvait aucun effet de l'action irritante de la pommade AMMONICALE, ANTI-CHOLÉRIQUE , etc. , etc. Le médecin appelé en premier lieu n'étant pas encore de retour de ses nombreuses visites, malgré son cabriolet ; en ce moment, je me trouve dans le quartier , on m'appelle, je monte, j'examine son moral, et après un moment de réflexion , je m'imagine de lui persuader qu'il n'a pas le CHOLÉRA : tout-à-coup le moribond sent l'effet de la pommade amonicale , qui augmente progressivement ; le jeune homme respire avec aisance , consent à boire du vin de madère, se lève, marche ; enfin , il en est quitte pour une indigestion , et pour supporter pendant quelques jours les douleurs des plaies que lui ont faites la pommade en question ; aussitôt que les facultés de l'ame se furent relevés , le pouls , qui avait été presque insensible se développa rapidement et reprit en peu de temps toute sa vigueur. Il est presque certain que cet individu, livré à lui même aurait eu le CHOLÉRA et y aurait succombé.

Je ne citerai pas l'histoire de Mme C**** ; célèbre actrice et jolie femme. Elle serait trop longue, et ne ferait qu'augmenter nos regrets, si elle venait à partir avant la fin de l'année Théâtrale. Que serait-elle devenue la nuit ou après avoir joué dans la TOUR DE NESLE, elle fut tombée au pouvoir d'un médecin ignorant ou fanatique d'un traitement exclusif? Si, lorsqu'elle me demandait à trois heures du matin de la plonger dans un bain de la rue Vacon, 17, pour calmer sa terreur panique, j'eusse sacrifié mon opinion au savoir faire de la plupart des gens de l'art, que serait-elle devenue après un bain et une saignée générale? Je le demande, non seulement à mes confrères, mais même à l'opinion publique? Ce qu'elle serait devenue, elle reposerait peut-être en paix à côté de la Duchesnois qui a obtenu en mourant et sans difficultés sous le gouvernement actuel, les derniers devoirs de la religion. Ne trouvez-vous pas, chers lecteurs, dans l'ensemble de ces diverses circonstances quelque chose qu'on ne pourrait guère expliquer, si, avec le temps, qui est la chose la plus sage du monde, nous n'étions parvenu aujourd'hui à comprendre une grande partie des secrets mystiques qui nous agitent et nous mènent !.... etc., etc.

Des causes d'un autre ordre, sont une atmosphère froide et humide, la réunion d'un grand nombre d'individus dans les prisons, les entrepôts des vaisseaux et les hôpitaux ; la malpropreté, l'usage d'eaux corrompues, d'alimens de mauvaise qualités ; etc., etc., etc.

Enfin, une cause non moins importante pour la salubrité publique, c'est l'inexécution des lois relatives à l'exercice de la médecine et de la pharmacie. Réfléchissez tous et cherchez-en les conséquences et vous me direz alors si, à l'aide d'une terreur panique et prenant le VOMITIF et le VOMI-PURGATIF de LEROY à contre-temps ; L'ÉLIXIR ANTI-GLAIREUX DE GUILLÉ ; la POUDRE PURGATIVE de Labouray, dite de St.-Giniez, etc.; vous ne parviendrez pas à produire sur votre corps des symptomes analogues à ceux des cholériques: en cela que faites-vous ? La MÉDECINE SANS MÉDECIN. Si les lois étaient exécutées, on vous rangerait dans la classe des suicidés, etc. Je ne m'étendrai pas d'avantage sur ce sujet; les mesures de police que M. le préfet est sur le point de prendre, d'après les réclamations persévérantes de la Société de pharmacie, nous ordonnent de nous taire.

il vaut mieux tard que jamais. (Lisez l'affiche de M. le Maire, d'après la circulaire de M. Thomas, conseiller d'état en service extraordinaire, chevalier de la Légion d'Honneur; etc.

Deuxième Partie.

TRAITEMENT PRÉSERVATIF DU CHOLÉRA.

Le plus puissant de tous les préservatifs, est le COURAGE, qui fait braver le danger de la contagion. Le médecin qui, dans les grandes calamités, se dévoue pour le salut commun, échappe souvent à l'action des miasmes au milieu desquels il exerce ses nobles fonctions. La sérénité d'esprit est encore une des conditions qui neutralisent souvent l'influence des miasmes délétères. La PROPRETÉ, dont un des grands avantages est de conserver la santé dans tous les climats, doit être mise en pratique. Quand on ne peut s'éloigner des lieux où règne le CHOLÉRA, on doit avoir recours aux FUMIGATIONS GUYTONNIENNES ; qui, en se répandant dans l'air, s'emparent des miasmes putrides dont il est chargé, s'y combinent, forment des composés nouveaux, et détruisent par conséquent leurs propriétés délétères. La force et la durée de ces fumigations doivent être modifiées suivant les circonstances. (Consultez un pharmacien à ce sujet.) En voici le procédé :

1° Pour faire, dans une salle destinée à recevoir des malades ou un appartement qui n'est point habité, les fumigations dont l'expérience a démontré l'efficacité, on prépare la poudre suivante :

Muriate de Soude, trois onces.

Oxide noir de manganèse, deux gros.

On met cette poudre dans une capsule ou un large vase de terre cuite en grès, à son défaut dans un vase plat quelconque que l'on place sur un réchaud allumé, puis on verse dessus, en une seule fois, l'acide sulfurique, DEUX ONCES.

Avant de verser l'acide sur le mélange, on prend la précaution de fermer toutes les fenêtres et toutes les portes, excepté celle par laquelle on doit sortir. Lorsque l'acide est versé, on se retire promptement en fermant la dernière porte, et l'on ne rentre dans la pièce où la fumigation a été faite qu'environ douze heu-

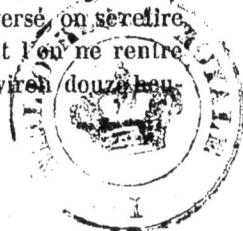

res après. Le premier soin alors doit être d'ouvrir toutes les portes et toutes les fenêtres.

Lorsque les appartemens qu'on veut désinfecter son habités, il
faut faire ces fumigations très lentement et par petites parties.
Ainsi, l'on doit se borner à mettre dans une petite capsule deux
ou trois pincées de la poudre saline, ci-dessus, et on verse suc-
cessivement, et seulement par gouttes à la fois, une petite cuillerée d'acide sulfurique, ce que l'on réitère au moins quatre à
cinq fois dans le courant de la journée. (Voilà pour les fumigations d'acide muriate oxigéné, suivant le procédé de M. GUYTOR-
MORVEAU.)

2me FUMIGATIONS NITRIQUES : — On prend un grand vase de verre
ou un creuset un peu profond, dans lequel on met environ quatre gros d'acide sulfurique concentré, on le place dans un bain
de sable que l'on chauffe légèrement, et on y projette de temps
en temps un peu de nitrate de potasse en poudre grossière; ce sel
se décompose lentement, il se dégage un gaz acide qui se répand
peu à peu dans l'atmosphère.

On peut ajouter à l'usage de ces fumigations celui des clous
fumans ou odorants dont voici la recette :

> Clous de girofle, 2 gros.
> Beaume du Pérou, 1 once.
> Bejoin en larme, 2 onces.
> Storax calamite, 4 gros.
> Cascarie, 3 onces.
> Nitrate de potasse, 4 onces.
> Braise de boublanger, 6 onces.

Réduisez toutes ces substances, mêlez-les très exactement, et
avec quantité suffisante de mucilage de gomme adragante ; fai-
tes-en des espèces de CÔNES du poids d'un demi gros à une once
que vous ferez sécher à une douce chaleur. Il suffit pour s'en
servir de mettre leur sommet en contact avec un corps en agita-
tion, ils brûlent lentement et répandent une odeur très aromatique.

Nous conseillons aux opulens fugitifs, l'usage d'un vapeur,
en argent ou en vermeil, fabriqué rue Tapis-Vert, n° 21, par
MM. BOREL et SARDOU.

Avant toutes ces fumigations et ces odeurs vous me demanderez
peut-être que sont devenus les clhorures de Labarraque ? Ils sont
ce qu'ils ont été jusqu'à ce jour, malgré le dire d'un simple pha'

macien de province; c'est-à-dire que depuis qu'on s'en sert, on a observé que les effets des chlorures ne sont pas aussi miraculeux quon a bien voulu nous le faire savoir. En effet, selon l'opinion du pharmacien X, il m'a été démontré par expérience que cinq à six onces de chlorure de chaux dans un plat avec de l'eau pour assainir des appartemens habités ou non habités ne suffisaient pas pour remplir le but proposé, parce que les effets en sont trop lents surtout lorsqu'il faut agir fortement sur les miasmiasmes délétères qui environnent les malades et les asssistent. N'en déplaise d'abord à l'auteur couronné et breveté! au célèbre ORFILA!! au savant préparateur BARRUEL!!! etc., etc.

A l'aide des clorures, on peut laver les corps solides, imprégnées de matières fécales ou autres, sans qu'on puisse dire d'une manière positive qu'ils suffisent pour désinfecter efficacement les localités. Nous ne sommes plus d'un siècle où la parole du maître est sans appel! Malgré tout les beaux projets de philantropie du docteur ORFILA, qui n'a pas encore pu nous donner une nouvelle loi sur l'exercice de la médecine y compris la pharmacie! il faut que la chose soit bien difficile, puisque depuis 1825 (chambre élective); 1826 (chambre des pairs); 1828 (ministère MARTIGNAC), 1834 (ministère GUISOT); nous sommes a attendre un nouveau MESSIE! Tandis que dans trois mois Les CIT. FOURCROY, THOURET, CARRET (du Rhône), IARD-PANVILLIER, l'an XI de la république, nous donnèrent la loi du 19 ventose, sur l'exercice de la médecine et du 21 germinal sur l'organisation et la police de la pharmacie.

Cependant, toutes les années le ministre de la police médicale envoit des circulaires aux préfets pour proroger illégalement le Jury médical; de là, les réceptions faciles des candidats au titre d'officier de santé, sans qu'on songe à détruire l'anarchie qui règne dans l'art de guérir, d'une manière plus terrible qu'anciennement, c'est-à-dire pendant les années antérieures à 1794. Peut-être, l'orsqu'on sera bien convaincu que les fléaux épidémiques peuvent provenir en partie de cette source; peut-être, dis-je, on fera exécuter les lois actuellement en vigueur, et on songera sérieusement à nous en donner des nouvelles, pour les mettre en rapport avec les roueries de l'époque actuelle; je le désire et je n'y crois pas! etc., etc. N'en déplaise à J. GUÉRIN, rédacteur en chef de la Gazette Médicale. (Voir l'année 1834 de son journal sur l'organisation occulte du comité de jurisprudence médicale établi à Marseille, pour s'opposer à la création d'une nouvelle aristocratie (partie médecine), lequel a été forcé de dissoudre conformément à la loi contre les associations, quoique la liste du personnel n'était que de sept membres ; la Charte de 1814 et de 1830 permettant la réunion de vingt personnes inclusivement.

Laissons de côté cette digresson et revenons aux moyens préservatifs. Si le devoir ou un généreux dévouement obligent les personnes saines de se mettre dans une communication habituelle avec les malades, elle doivent observer les règles suivantes. On prendra le matin avant de sortir, un petit verre de vin généreux ; d'eau-de-vie de la qualité n° 1, du café Bodoul ; ou d'une liqueur stimulante quelconque, avec un biscuit de la fabrique Moulet, réprésenté tantôt par une croûte, et tantôt une croquignole, abstraction faite de tout ce qui est patisserie. On fera ouvrir les fenêtres des chambres où sont couchés les malades, avant d'y entrer. Après les avoir touchés, il convient de se laver les mains, ou au moins de les essuyer fortement. On usera modérément d'une bonne nourituje ; etc.

Quelques médecins conseillent de manger de l'ail et des oignons pour se préserver de l'infection ; d'autres ont composé des prétendus élixirs anti-contagieux. Ces divers moyens ont des vertus communes avec toutes les substances toniques, mais ils n'ont point d'action spéciale sur la cause invisible du choléra.

Il faut éviter l'abus des plaisirs énervants, et l'intempérance ; ne pas croire cependant, d'après les fausses idées de putridité, qu'on doit se mettre à l'usage des acides et des végétaux : l'on doit, au contraire, chercher à se mieux nourrir, et donner la préférence, mais pourtant d'une manière sensible, à des alimens plus ou moins toniques, suivant la diversité des tempéramens pris dans les diverses sortes de viandes ; se priver des fruits, du laitage et des farineux, etc., ou du moins n'en usez qu'avec une grande modération et concurremment avec le régime animal, comme l'ont ordonnés les deux Mandemens de Monseigneur l'Évêque, d'après la déclaration des médecins.

L'usage modéré du bon vin et du café est assez généralement utile dans les pays marécageux ; et durant le régne des vents chauds et humides. Les pauvres emploieront avec un égal succès comme condiments dans leurs alimens, certains végétaux stimulans ; tels que l'ail, le poireau, l'oignon, etc.; ainsi

que les infusions aromatiques préparées avec la sauge, le thé
perlé de Suisse, la menthe, le romarin, etc. ; qu'ils pourront
rendre au besoin plus agréables et plus cordiales par l'addi-
tion d'un petit verre de bonne eau-de-vie de vin.

L'usage de la pipe présente quelques avantages, comme propre à dissiper les chagrins et l'ennui, à exciter la salivation,
et à faire ainsi rejeter une partie des miasmes. Ces avantages
n'appartiennent qu'à ceux qui ont l'habitude de fumer, et ne
pourraient tourner qu'au préjudice de ceux qui ne l'ont pas, ou
qui useraient du tabac sans modération, d'où résulterait nécessairement, ce qu'il faut précisément éviter, un état habituel
de stupéfaction et un affaiblissement produit par la trop grande salivation.

Il est indispensable d'être bien couvert, sans s'exposer cependant à être dans un état continuel de sueur. Il faut éviter
le froid et l'humidité, les excès dans la veille et dans le som-
meil, dans le mouvement et dans le repos; s'occuper sans cesse
d'un travail quelconque pour distraire son imagination de la
crainte des maux que l'oisiveté fait exagérer.

On ne doit pas se livrer, sans une urgente nécessité et sans
le conseil d'un médecin aux remèdes dits de précaution, tels
que la saignée et les purgatifs. Le public doit être averti que
souvent, loin de préserver, ces moyens affaiblissants font ga-
gner plus tôt la maladie; il doit appeler à son secours, aussitôt qu'il a quelque crainte ou qu'il éprouve quelqu'indisposi-
tion, d'appeler dis-je des médecins prudents et éclairés.

Troisième Partie.

CONDUITE A TENIR LORSQUE LE CHOLÉRA SE MAEIFESTE CHEZ UN
INDIVIDU, ET MOYENS A EMPLOYER AVANT L'ARRIVÉE DU MÉ-
MÉDECIN.

Plus les secours sont administrés près du moment de l'inva-
sion de la maladie, plus les chances du salut sont grandes.

Les signes du choléra sont :

Un sentiment de fatigue dans tous les membres, pesanteur
de la tête, comme lors qu'on s'est exposé à la vapeur du char-
bon ; vertiges, étourdissemens, surdité légère, pâleur souvent
plombée, bleuâtre de la face avec avec altération particulière

des traits ; le regard a quelque chose d'extraordinaire, les yeux perdent leur éclat ; diminution de l'appétit ; soif et désir de la satisfaire par des boissons froides; sentiment d'oppresion, d'anxiété dans la poitrine d'ardeur et de brûlure dans le creux de l'estomac ; élancemens passagers sous les fausses côtes ; borborigmes dans les intestins , accompagnés surtout de coliques auxquelles succède le dévoiement ou cours de ventre. Ce dévoiement semble quelque fois diminuer les douleurs; la peau devient froide et sèche, quelque fois elle se couvre d'une sueur froide. Quelques malades éprouvent des frissons le long de l'épine du dos et une sensation dans les cheveux, comme si on y soufflait de l'air froid.

Ces divers signes ne suivent pas toujours l'ordre dans lequel je viens de les décrire, et ne se montrent pas tous chez tous les malades.

Cependant, lorsque l'altération de la face se prononce et qu'on remarque quelqnes uns des signes dont je viens de parler, il faut sur le champ appeler un médecin.

Quant aux moyens à employer avant l'arrivée du médecin, on doit exciter fortement la peau et y rappeler la chaleur, en frictionnant les diverses parties du oorps avec la pommade d'après la formule du docteur Fabre de Paris. On placera le malade, nu, entre deux couvertures de laine bien chaudes ; on appliquera des sinapismes chauds sur le dos, sur le ventre, et des cataplames de farine de graines de lin chauds et arrosés d'essence de térébenthine.

Voilà pour l'extérieur du corps.

A l'intérieur, on donnera au malade de quart-d'heure en quart-d'heure, une demi tasse d'infusion aromatique très chaude de menthe poivrée ou de mélisse dans du thé, conjointement avec une liqueur spiritueuse telle que eau-de-vie de cognac, tafia, rhum, et prise par cuillerée à café y compris une quantité suffisante de sucre.

Il est très-important que le public n'ajoute aucune confiance aux remèdes secrets, et aux prétendus moyens préservatifs et curatifs dont le charlatan cupide fait vanter ses prodiges dans certains journaux.

CONCLUSION.

D'après les faits qui ont eu lieu jusqu'à ce jour ; je dirai que si la maladie qui règne actuellement à Marseille et que l'on désigne sous le nom de CHOLÉRA-MORBUS était une de celles qui s'observent quelquefois , et auxquelles le vulgaire est pour ainsi dire habitué, on ne concevrait pas les craintes qui se sont développées dans le public , en considérant le petit nombre de victimes qu'a faites la maladie dont il s'agit ; bien plus, ces craintes n'eussent pas existé à un degré tel que nous le voyons quand même le danger eut été plus grand. Ainsi , en 1828 , la variole ou varioloïde pour les vaccinés avec succès , vient se-mert parmi nous , dans un temps assez court ; quinze à dix-huit cents individus en sont victimes , et cependant alors , la terreur n'était pas ce qu'elle est aujourd'hui ; mais les circons-tances ne sont pas les mêmes, il y a cinq ans, c'était la pe-tite vérole , maladie connue du public et par cela même moins redoutée ; aujourd'hui c'est une maladie exotique qui a pour nom CHOLÉRA-MORBUS , le vulgaire la range dans une classe exceptionnelle , et il n'a pas encore oublié la triste célébrité qu'elle a acquise à Paris et ailleurs ; le passé était ici un gage funèbre pour l'avenir....., etc, etc.

VINAIGRE ANTI-CHOLÉRIQUE

De M. DESPINE *, rue d'Aubagne, n° 45.*

———

Les propriétés anti-septiques des vinaigres, sont d'autant plus énergiques qu'ils sont plus forts et plus concentrés. Aussi ce vinaigre est supérieur à tous ceux qui ont paru. Il joint à la propriété éminente de détruire, par ses avantages d'une odeur agréable qui ne fatigue point la poitrine, et surtout ne détériore nullement les substances qu'on est dans le cas d'y plonger.

POST-SCRIPTUM.

D'après la communication qui qui vient de nous
êfre faite par M. Max. Consolat, maire de la ville de
Marseille, nous mettons encore sous les yeux de nos
lecteurs la liste des *ambulances* et des *bureeux* sanitaires.

1

Ambulances Sanitaires.

— Rue Bouterie n° 2.
— Dans l'ancien local des Petites Maries, rue
des Dominicaines.

2

— Premier Bureau, rue de l'Évêché, n° 41.
— Deuxième *id.* Place des Grands Carmes.
— Troisième *id.* Rue Chateau-Redon n° 24.
— Quatrième *id.* Dans l'Hôtel-de-Ville.
— Cinquième *id.* Rue de L'armény n° 27.

Après les *hôpitaux* et les *dispensaires,* l'autorité
supérieure vient de réorganiser le service de santé des
ambulances et des bureaux sanitaires qui avaient été
organisés en 1832.

Ceux qui désireront se précautionner contre les atteintes de la Maladie Régnante peuvent se transporter
dans les *Bureaux Sanitaires* désignés ci-dessus, pour
y prendre connaissance du personnel du service de
santé, en cas de besoin, chacun suivant son quartier.

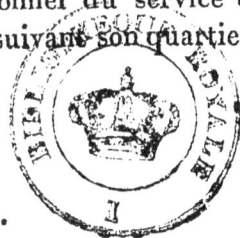

www.ingramcontent.com/pod-product-compliance
Lightning Source LLC
Chambersburg PA
CBHW050436210326
41520CB00019B/5951